**TER**

Nenhuma parte deste livro pode ser transmitida ou reproduzida de nenhuma forma, incluindo por via eletrónica, através de fotocópias, digitalizações, gravações ou técnica sem o consentimento prévio e por escrito do autor. Toda a informação, ideias e guias têm fins meramente educacionais. Apesar de o autor ter tentado garantir que o conteúdo é o mais correto possível, é aconselhável que todos os leitores sigam as instruções por sua conta e risco. O autor deste livro não pode ser responsabilizado por qualquer dano, pessoal ou comercial, causado pela deturpação da informação. Os leitores são encorajados a procurar ajuda profissional sempre que necessário.

# ÍNDICE

Capítulo 1 – Dieta para perder peso ............... 1

Salada fantástica de pepino com cajus, salsa e alho ...... 2

Salada divertida extraordinária.. 4

Salada de atum com arroz incrível ............... 7

Nozes com mel deslumbrantes 11

Maravilhoso Smoothie de Baunilha e Ameixa ............... 13

Smoothie Luar Refrescante ..... 15

Impressionante Vitamina de Ameixa eMelancia ............... 17

Smoothie Instantaneo de Banana e Iogurte ............... 18

Delicioso Smoothie de Maçã e Folha de Dente de Leão .......... 20

Fantástico frango BLT (bacon, alface e tomate) ............... 22

Almôndegas de peru saborosas 25

Salada de tomate e pepino deslumbrante ............................ 27

Pão Paleo super ultra rápido .... 29

Bolinhas super doces de semente de abóbora ....................... 31

Massa Paleo deliciosa .............. 34

Extraordinário de Beterraba e Guloseimas ........................... 36

Maravilhoso Sumo de Abacaxi (Verde) ................................. 38

Bebiba Extroadinária de sumo de Abacaxi e Gengibre ................. 40

*Duke* Purificante ..................... 42

Pancada de Frutos Lendário .... 45

Fantástico Assado Cremoso de Ovos e Cogumelos Selvagens . 46

Fantástico Salmão ao Curry com Mostarda ............................. 50

Poderosa Tigela Energizante de Açaí.............53

Vitamina Rápida de Chá Verde ............55

Incríveis Muffins de Ovo e Couve-Folha............57

Bolinhos de Peixe Cozidos Lentamente............59

Deliciosas Omeletes com Sabor Espanhol............62

*Waffles* Clássicos............64

Deliciosas Omeletes com Sabor Espanhol............66

Bolo Maravilhoso de Sementes de Papoulapara Café............68

# Capítulo 1 – Dieta para perder peso

Quer perder peso? Claro que sim, se não fosse esse o caso, porque estaria a ler este livro?

# Salada fantástica de pepino com cajus, salsa e alho

As saladas são mesmo refrescantes. O que acha?

**Ingredientes:**
- Sal marinho e pimenta preta a gosto
- 1-2 colheres de sopa de sumo de limão acabado de espremer
- 1/4 - 1 chávena de cajus acabados de tostar numa frigideira seca
- Um pepino grande, descascado e cortado em fios com um cortador de legumes
- 1/4 de chávena de salsa fresca, picada grosseiramente
- ½ - 1 colher de sopa de dentes de alho fritos

- ¼ - 1 colher de sopa de azeite virgem extra

**Como preparar:**
1. Junte todos os ingredientes no mesmo local.
2. Coloque todos os ingredientes numa saladeira grande. Sacuda bem a saladeira para misturar tudo. Sirva de imediato.
3. Agora podemos avançar para o passo mais importante.
4. Lanche para meio da tarde. Dois pedaços de banana-da-terra muito madura cozida
5. Vá lá, bom apetite.

*Porções:* 2-3
É a receita mais subtil e crucial que conheço.

## Salada divertida extraordinária

Vá, vá...

**Ingredientes:**
- 6 -8 anchovas
- 3-4 ovos grandes
- 1 ou 2 colheres de sopa de azeite virgem
- Sal e pimenta
- 205 gramas de grão-de-bico
- Um molho de cebola primavera
- 105 gramas de agrião
- 1 -2 colheres de sopa de pesto
- 105 gramas de queijo feta

**Preparação:**
1. Junte todos os ingredientes no mesmo local.
2. Encha um tacho com água e acrescente os ovos quando a água estiver fria.

3. Coloque-o em lume médio.
4. Depois de a água começar a ferver, deixe cozer mais quatro minutos.
5. Descasque os ovos enquanto estiverem quentes, uma vez que facilita o processo.
6. Agora avançamos para o passo mais importante.
7. Passe os ovos por água fria.
8. Corte os ovos ao meio e coloque-os numa saladeira.
9. Corte as anchovas em pedaços pequenos.
10. Corte o agrião num tabuleiro.
11. Junte o agrião, as anchovas e o pesto aos ovos e misture.
12. Escorra o grão-de-bico e coloque-os na saladeira.

13. Corte o queijo feta em pequenos cubos
14. Junte o queijo feta à saladeira.
15. Corte as cebolas primavera finamente e acrescente-as à salada.
16. Só falta fazer mais uma coisa.
17. Tempere com sal e pimenta.
18. Regue com azeite virgem extra e sacuda antes de servir.
19. Vá lá, bom apetite.

***Porções:*** 3-4

## Salada de atum com arroz incrível

Estava à espera desta!

**Ingredientes:**
- Um limão
- 250 gramas de arroz de grão longo
- Um molho de endro
- 205 gramas de azeitonas verdes sem caroço
- Sal e pimenta
- 185 gramas de atum
- 125 gramas de pepinos agridoces
- 95 gramas de queijo magro
- 65 gramas de alcaparras
- 2 a 3 colheres de sopa de azeite virgem extra
- 95 gramas de azeitonas pretas sem caroço

**Preparação:**

1. Junte todos os ingredientes no mesmo local.
2. Corte o endro finamente e misture-o com o azeite numa taça pequena.
3. Encha um tacho de água e coloque-o no fogão em lume médio.
4. À medida que a água começar a ferver, junte uma pitada de sal.
5. Junte o arroz e mexa; espere até a água voltar a ferver e deixe cozer durante mais doze minutos.
6. Agora podemos avançar para o passo mais importante.
7. Retire o arroz e escorra-o com água da torneira fria; arrefeça-o completamente.
8. Coloque o arroz num recipiente e acrescente o

azeite virgem extra e o endro.
9. Misture tudo.
10. Escorra o atum e depois junte-o ao arroz.
11. Corte o queijo magro em cubos pequenos e acrescente-os ao arroz.
12. Só falta fazer mais uma coisa.
13. Acrescente os restantes ingrediente e tempere com pimenta e uma pitada de sal.
14. Esprema o limão na salada, misture tudo e coloque o recipiente no frigorifico durante cerca de 30 minutos antes de servir.
15. Sinta o aroma e sirva.

***Porções:*** 4-5

Está com sorte. Quer saber porquê? Acabei de lhe mostrar

uma das minhas receitas clássicas.

# Nozes com mel deslumbrantes

A espera para quem estava com fome chegou ao fim.

**Vai precisar de:**
- Uma pitada de sal marinho
- 1/2 - 1 colher de sopa de mel simples não processado
- Aproximadamente 1/4 a 1/2 chávena de nozes soltas, levemente tostadas numa frigideira seca até começarem a libertar aroma e estiverem castanhas de todos os lados. Deixar arrefecer ligeiramente antes de temperar.

**Instruções:**
1. Junte todos os ingredientes no mesmo local.
2. Coloque todos os ingredientes num recipiente pequeno.

3. Só falta fazer mais uma coisa.
4. Sacuda bem para misturar tudo.
5. Sirva.
6. Sinta o aroma, e, agora, já pode servir.

***Porções:*** 1 a 2

# Maravilhoso Smoothie de Baunilha e Ameixa

## Ingredientes
- 1 a 2 xícaras de gelo
- 4 a 5 xícaras de água
- 5 ameixas
- Até 2 favas de baunilha
- 2 xícaras de açúcar
- ½ xícara de leitelho

## Modo de Preparo
1. Primeiro corte a fava de baunilha em metades e raspe as sementes.
2. Em seguida, coloque quatro xícaras de água em uma panela.
3. Depois combine o extrato de baunilha e o açúcar e deixe ferver.
4. Continue mexendo até o açúcar se dissolver.

5. Adicione as ameixas e deixe ferver até que elas amoleçam.
6. Retire as ameixas e desencaroce-as.
7. Descarte o caldo.
8. Agora você deve adicionar ameixas, gelo e leitelho em um liquidificador.
9. Bata até que se torneum pure suave.
10. Agora você pode servir este batido a qualquer momento durante o dia.

# Smoothie Luar Refrescante

## O que você precise
- Duas colheres de sopa de proteina vegetariana em pó sabor baunilha
- 1/2 xícara de mirtilos frescos
- 2 - 3 colheres de sopa de sementes de chia
- 1 colher de chá de extrato de baunilha puro
- Até dois copos de leite sem lactose
- Até três colheres de sopa de farinha de aveia sem glúten

## Modo de preparo
1. Misture o leite, extrato de baunilha, farinha de aveia, proteína em pó e sementes de chia em um recipiente.
2. Bata a mistura.

3. Refrigerar em um recipientepor 4 horas.
4. Após 4 horas, pegue o liquidificador de novo para bater.
5. Em seguida, despeje o conteúdo do recipiente dentro do liquidificador.
6. Adicione os mirtilos.
7. Gire a tampa.
8. Fixe o jarro sobre a base.
9. Defina a velocidade para um.
10. Comece a bater.
11. Agora, lentamente, vá aumentando a velocidade até 8.
12. Pare o liquidificador uma vez que o smoothie de atingir a consistência desejada.

# Impressionante Vitamina de Ameixa e Melancia

## Ingredientes
- Um pepino pequeno, esquartejado
- 1 xícara de melancia
- Três ameixas

## Instruções
1. Primeiro, bater os itens e beber imediatamente.
2. Deve ser exatamente o suficiente para 1-2 porções.

Rendimento: Cerca de duas a três xícaras.

## Smoothie Instantaneo de Banana e Iogurte

**Ingredientes:**
- 2 xícaras de iogurte de baunilha
- 6 amêndoas
- Uma banana madura
- Um a 2 copo de sua Granola favorita

**Método:**
1. Reúna todos os ingredientes em um só lugar.
2. Certifique-se de remover as folhas dos frutos.
3. Misture todos os itens em um liquidificador até ficar homogêneo e cremoso
4. Sentir o aroma e servir gelado.

Serve - 2-3
Time - 8 Minutos

## Delicioso Smoothie de Maçã e Folha de Dente de Leão

### O que você precisa
- 2 talos de salsão
- 2 xícaras de Folhas de Dente de Leão
- brotos de alfafa
- 1 a 2 maçãs verdes, picadas
- 1 pepino, picado
- 2 a três folhas de couve
- Uma cenoura
- 1 raminho de salsa

### Instruções
1. Primeiro, coloque os itens inteiros no seu liquidificador.
2. Misture bem até que a consistência de smoothie é atingida. Combinar gelo se necessário.

3. Agora despeje dentro de copos, polvilhe com sementes se desejado e, em seguida, você pode servir.

Pronto em cerca de 12 minutos
Doses 2-3

**Fantástico frango BLT (bacon, alface e tomate)**

Esta receita é uma das mais incríveis. Não conte pra ninguém. Os chefs internacionais não vão gostar nada de saber que eu compartilhei esta receita com você.

**Ingredientes**
- Suco de limão para temperar
- 2-3 peitos de frango
- 4-5 fatias grossas de bacon não curado, sem nitrato, picadinhas
- 4 folhas grandes de alface inteiras
- 2-3 colheres de sopa de azeite
- Maionese de azeite para servir

- Pimenta do reino (pimenta preta) moída na hora, a gosto
- 1-2 tomates, sem sementes e picados

**Modo de preparo**
1. Separe todos os ingredientes.
2. Em uma frigideira grande, aqueça o azeite em fogo médio-alto. Adicione os peitos de frango e sele até dourar. Vire e termine de cozinhar, certificando-se de que frango esteja dourado e crocante dos dois lados. Tempere com pimenta do reino moída na hora.
3. Quando esfriar, corte as fatia de frango em tiras.
4. Passe maionese em cada folha de alface, tomando

cuidado para não rasgar. Agora adicione o frango.
5. Tempere com suco de limão se quiser.
6. Salpique cada um com tomates e bacon e dobre igual um wrap para servir.
7. Aprecie!

Porções: 2-4

## Almôndegas de peru saborosas

**Você vai precisar:**
- Pitada de sal (a gosto)
- 1-2 ovos batidos
- 1 1/2 a 2 xícaras de couve-flor ralada
- 225g de peru moído
- Pimenta do reino (pimenta preta) moída na hora, a gosto
- 4 dentes de alho, picados
- 2-3 colheres de sopa de óleo de coco para cozinhar

**Preparação**
1. Coloque todos os ingredientes num só lugar.
2. Adicione o peru moído, o alho picado e a couve-flor ralada em uma tigela.
3. Tempere com pouco sal e pimenta e misture bem.

4. Esquente um pouco de óleo de coco em uma panela quente, em fogo baixo.
5. Agora vem o passo mais importante.
6. Enquanto isso, faça pequenas bolas com a mistura acima. Mergulhe as almôndegas no ovo batido e coloque na panela. Cozinhe até ficarem douradas e crocantes. Sirva quente.
7. Aprecie!

Salada de tomate e pepino deslumbrante

**Ingredientes**
- 1-2 colheres de sopa de óleo de coco
- 1-2 pepinos ingleses
- Pimenta (a gosto)
- 2 rabanetes
- 2-4 tomates grandes (maduros)
- 2 cebolinhas
- 1 pimentão vermelho e 1 pimentão laranja
- 2-3 colheres de chá de vinagre branco
- Sal (a gosto)

**Preparação**
1. Separe todos os ingredientes em um só lugar.
2. Lave bem os legumes. Corte os tomates e os

pimentões. Fatie os rabanetes e corte a cebolinha bem fininha. Coloque os legumes em uma tigela.
3. Regue com um pouco de óleo de coco e vinagre branco. Misture bem até que todos os legumes fiquem molhadinhos.
4. Polvilhe um pouco de sal e pimenta preta moída e misture de novo. Você já pode servir esta salada fresquinha.
5. Sinta o aroma e sirva.

## Pão Paleo super ultra rápido

**Você vai precisar:**

- 1/3 xícara de farinha de amêndoas
- 1 ovo batido
- 2-3 colheres de sopa de azeite
- 1-2 colheres de sopa de farinha de coco
- 1-2 colheres de chá de fermento em pó
- ¼ colher de chá de sal

**Modo de preparo:**

1. Separe todos os ingredientes em um só lugar.
2. Unte a caneca.

3. Coloque os ingredientes em uma caneca e misture tudo com um garfo.
4. Agora vamos para a próxima etapa mais importante.
5. Coloque a caneca com a mistura no microondas por nove minutos em potência alta.
6. Deixe o pão esfriar por cerca de cinco minutos.
7. Corte o pão em fatias semi-finas.
8. Aprecie o seu pão Paleo ultra-rápido!

Porções: 2-3
Tempo total de preparo: 9 minutos

# Bolinhas super doces de semente de abóbora

**Você vai precisar**
- Canela (opcional)
- Cardamomo moído (opcional)
- 1-2 colheres de sopa de mel
- 1 1/2 xícara de sementes de abóbora
- 1-2 colheres de chá de extrato de baunilha
- 1-2 colheres de açúcar de coco

**Modo de preparo**
1. Separe todos os ingredientes.

2. Regule a temperatura do forno a 200 graus Celsius e deixe preaquecendo. Prepare uma assadeira forrando com papel manteiga.
3. Misture tudo, exceto as sementes de abóbora. Quando a pasta estiver lisa, você poderá adicionar as sementes. Cubra-as bem.
4. Você pode ajustar os ingredientes se a mistura estiver muito líquida ou muito seca.
5. Com uma colher de chá, coloque pequenas colheradas no tabuleiro. Coloque na prateleira do forno e asse por cerca de 20 minutos.

6. Tire as bolinhas para esfriar e se elas se espalharam, remodele-as enquanto ainda estão moles.
7. Sinta o aroma e sirva.

Tempo de preparação: 12 minutos
Tempo de cozimento: 22 minutos
Porções: 1-2

## Massa Paleo deliciosa
**Ingredientes**
- 1-2 pitadas de sal marinho
- 1 colher de sopa de óleo de abacate
- 1/4 a 1 xícara de sementes de abóbora
- 3-4 colheres de sopa de vinagre balsâmico
- 1 cebola cortada em tiras
- 1 a 2 colheres de chá de alho em pó
- 1 batata-doce cortada em tiras
- 2-3 punhados de espinafre orgânico

**Modo de fazer**
1. Separe todos os ingredientes em um só lugar.

2. Refogue a cebola com o óleo de abacate usando uma panela em fogo médio.
3. Depois que a cebola começar a ficar ligeiramente transparente, misture o restante dos ingredientes, exceto as sementes de abóbora e o espinafre.
4. Deixe os ingredientes cozinhando por 6 minutos até notar que a batata-doce está ficando macia.
5. Só falta mais uma coisa.
6. Adicione o espinafre e continue cozinhando e mexendo até que comece a murchar.
7. Tire do fogo e adicione as sementes de abóbora.
8. Sirva.

# Extraordinário de Beterraba e Guloseimas

Aqui está ele.

**Ingredientes:**
- 1 - 2 laranja inteira
- 1½ - 2 xícaras de abacaxi em pedaços
- 1-2 mão-cheia de espináfres
- ½ limão
- 1½ – 2- Beterraba grande.
- Meia xícara de repolho vermelho
- 2-3 cenouras médias.

**Preparação:**
1. Junte todos os igredientes num recipiente.
2. Lave bem todos os legumes e frutas.
3. Descasque apenas o limão e as laranjas sem retirar o conteudo. Corte-os em fatias.
4. Agora podemos passar a fase mais importante.

5. Corte as beterrabas e as cenouras em pedaços de uma polegada.
6. Agora falta fazer mais uma coisa.
7. Pique o espinafre e o repolho vermelho em pedaços consideráveis que possam passar através do liquidificador.
8. Misture todos os igredientes no liquidificador.
9. Sinta os aromas e sirva.

**Porções:** 26.25 gramas.

**Factos Nutricionais:** 262.25 calorias

## Maravilhoso Sumo de Abacaxi (Verde)

Já alguma vez se perguntou porque é que os cozinheiros preparam comidas deliciosas? Bem, a resposta é a receita excelente que eles empregam ... esta é a receita que você deve procurar. Desfrute desta receita fantástica e delicie-se de uma só vez.

**Ingrediente:**

- 1 - 2 colheres de chá de sementes de chia
- 1/4 xícara de pêra espinhosa
- 1-2 colher de sopa de linhaça
- 1 talo de aipo
- 2 - 3 xícaras de abacaxi
- 2 - 3 xícaras de água de coco
- 1/2-1 colher de sopa de mel
- 1 - 2 pepino

**Preparação:**

1. Junte todos os igredientes num recipiente.
2. Esprema o abacaxi, as pêras espinhosas, o aipo e o pepino.
3. Agora podemos passar a fase mais importante.
4. Acrescente ao sumo o resto dos ingredientes.
5. Agora falta fazer mais uma coisa.
6. Bata tudo muito bem.
7. Agora pode distribuir pelos copos.
8. Sinta os aromas e sirva.

**Porções:** 2-4
**Tempo de Preparaçãp:** 20 minutos
**Factos Nutricionais:** Calorias 122.25 kcal, Proteínas 2.15 g, Gordura 3.25 g, Carbonos 23.75 g

# Bebiba Extroadinária de sumo de Abacaxi e Gengibre

Não lhe pesa na carteira por isso saúde!!!

**Ingredientes:**
- 6-8 ml de água
- 4-5 ml de iogurte grego ou iogurte desnatado
- 2-3 colheres de sopa de gengibre fresco
- 1-2 abacaxi
- 1 - 2 bananas médias

**Preparação:**
1. Junte todos os igredientes num recipiente.
2. Pegue no abacaxi e corte-o a meio.
3. Coloque uma das metades do ananás no frigorífico.
4. Corte a outra metade do abacaxi em cubos pequenos.

5. Agora podemos passar a fase mais importante.
6. Descasque e corte a banana.
7. Coloque o gengibre juntamente com a banana e o abacaxi num liquidificador.
8. Agora falta fazer mais uma coisa.
9. Adicione a água e o iogurte no liquidificador
10. Misture durante 30 segundos e está pronto.
    Incrível!

## *Duke* Purificante

**Ingredientes:**
- ¼-1 pedaços de melância sem sementes fresca.
- 1 - 2 xícara de sumo de arando.
- ½-1 xícara de sumo de uva.

**Preparação:**
1. Junte todos os igredientes num recipiente.
2. Coloque os pedaços de melancia no liquidificador e misture.
3. Agora falta fazer mais uma coisa.
4. Junte os restantes sumos no liquidificador com a melância e volte a misturar.
5. Sirva com gelo.
   É a velocidade que importa..

**Ingredientes:**
- 1-2 laranjas pequenas
- Um palmo de raíz de gengibre
- 3 - 4 folhas de couve
- 1 - 2 mangas descascadas e sem sementes
- 1/2 - 1 xícara de abacaxi em cubos

**Preparação:**
1. Junte todos os igredientes num recipiente.
2. Lave bem todos os frutos e legumes.
3. Descasque as laranjas mas deixe as raízes brancas do fruto intactas.
4. Retire as sementes das laranjas.
5. Corte as mangas e o abacaxi em pedaços muito pequenos e corte as laranjas em meias-luas.
6. Agora podemos passar a fase mais importante.

7. Descasque o gengibre e corte em pedaços.
8. Corte as folhas de couves em pedaços.
9. Agora falta fazer mais uma coisa.
10. Junte todos os ingredientes no liquidificador e misture.
11. Mexe bem.
12. Sinta o aroma e sirva.

**Porções:** 18 - 22 ml.

## Pancada de Frutos Lendário

É uma das melhores receitas que pode pedir.

**Ingredientes**
- 3-3 xícaras de limonada
- 4-6 maracujás
- 2 - 3 xícaras de sumo de abacaxi
- 1-2 xícaras de sumo de laranja

**Preparação:**
1. Junte todos os igredientes num recipiente.
2. Agora despeje metade do sumo de laranja em *cuvettes* de gelo e congele durante a noite.
3. Agora falta fazer mais uma coisa.
4. Corte os maracujás em metades e colhe a polpa com uma colher de chá .
5. Misture o sumo com a limonada numa jarra e coloque o gelo de laranja lá dentro.
6. Vá e delicie-se..

# Fantástico Assado Cremoso de Ovos e Cogumelos Selvagens

Eu lembro de quando eu aprendi esta receita. Estava tão empolgado para testá-la. Eu fiz pros meus amigos. Foi um sucesso instantâneo.

**Ingredientes**
- Uma a duas xícaras de creme de leite
- Uma a duas xícaras de manteiga sem sal, com extra para untar as travessas
- Cebolinha fresca picada
- Quatro ou cinco ovos grandes
- Oito cogumelos selvagens frescos, fatiados. Podem ser substituídos por Crimini ou

cogumelos brancos.
- Uma chalota, picada.
- Sal grosso
- Pimenta fresca moída

**Preparo:**
1. Separe todos os ingredientes
2. Pré-aqueça o forno à 190ºC
3. Em uma frigideira média, derreta a manteiga no calor médio-alto. Bote a chalota e ferva até amolecer.
4. Adicione cogumelos e uma pitada de sal. Misture de tempos em tempos até os cogumelos ficarem macios. Faça isso por cerca de cinco minutos.
5. Agora, para o passo mais

importante.
6. Adicione o creme de leite e deixe ferver. Tire do calor e deixe esfriar por seis minutos.
7. Unte quatro formas rasas e as coloque sobre uma travessa.
8. Abra um ovo em cada forminha e tempere com sal e pimenta.
9. Só falta uma coisa.
10. Divida a mistura de creme e cogumelo igualmente pelas forminhas e salpique com cebolinha.
11. Asse por nove a doze minutos, até que os ovos estejam prontos.
12. Aproveite o aroma e

sirva.
13. Serve de quatro a cinco pessoas.

# Fantástico Salmão ao Curry com Mostarda

Serve de quatro a cinco pessoas
**Ingredientes:**
- De um quarto de colher de chá a uma colher de chá de curcuma em pó
- Duas a três colheres de chá de mostarda em grão
- Uma colher de chá e um oitavo de pó de alho ou um dente de alho moído
- Quatro filés de salmão de 170 gramas
- De um quarto de colher de chá a uma colher de chá de pimenta vermelha moída ou pó de chili
- De um quarto de colher de

chá a uma colher de chá de sal
- Uma a duas colheres de chá de mel

**Modo de preparo:**
1. Separe todos os ingredientes.
2. Em uma tigela pequena, bata o sal, alho em pó, a pimenta, curcuma, mel e mostarda.
3. Agora podemos prosseguir para o próximo passo importante.
4. Pré-aqueça seu fogão a 220ºC e unte uma travessa com óleo.
5. Só falta fazer uma coisa.
6. Bote o salmão na travessa

com a pele para baixo e espalhe a mistura de mostarda igualmente pelo salmão.
7. Bote no forno e asse até começar a dourar por oito minutos

Sinta o aroma e depois pode servir.

# Poderosa Tigela Energizante de Açaí

Aproveite esta receita incrível e coma tudo de uma vez.

**ingredientes:**
- Uma banana madura congelada
- Um quarto de xícara a uma xícara de mirtilo congelado
- 200 a 300 gramas de polpa de açaí, congelada
- 2/3 xícara de leite de coco com pouca gordura

Cobertura:
- Uma a duas colheres de chá de nibs de cacau.
- Mirtilo fresco
- Uma ou duas colheres de

goji berry
- Nozes/Amendoas trituradas
- Uma ou duas colheres de chá de coco ralado, sem açúcar

**Preparo:**
1. Separe todos os ingredientes.
2. Junte a polpa, as frutas congeladas e o leite de coco em um liquidificador e bata até ficar homogêneo e cremoso.
3. Agora vire a batida em uma tigela e jogue a cobertura. Nham!

# Vitamina Rápida de Chá Verde

Esta é a vitamina perfeita para aquelas manhãs que dão aquela vontade de voltar para a cama.

**Ingredientes**
- Stevia, a gosto
- Gelo triturado
- Meia xícara de chá verde sem açúcar, frio.
- Uma a duas xícaras de leite de amêndoas
- Uma banana madura

**Instruções:**
1. Separe todos os ingredientes.
2. Jogue tudo no liquidificador e bata até

ficar homogêneo.
3. Sinta o aroma e sirva.
4. Esta é uma das melhores receitas.

# Incríveis Muffins de Ovo e Couve-Folha

Tempo de preparo: 25 a 28 minutos
Serve 12 a 14 porções

**Ingredientes:**
- 1/4 de xícara de leite de coco
- Seis a sete folhas de couve, picadas
- Azeite de oliva para untar a panela
- 10 a 11 ovos, batidos
- Sal e pimenta a gosto
- 1/4 a uma colher de chá de chili em pó
- Uma ou duas xícaras de mozzarella ralada

**Como preparar:**
1. Separe todos os ingredientes.
2. Misture os ovos, a couve, sal e pimenta, chili, mozzarella e o leite de coco em uma tigela.
3. Unte formas de bolinhos com azeite de oliva e então bote a mistura de ovo e couve em cada forminha.
4. Só falta uma coisa.
5. Asse em um forno pré-aquecido a 180ºC por 12 minutos.
6. Pode servir os muffins quentes ou frios.
7. Sinta o cheiro e sirva.

# Bolinhos de Peixe Cozidos Lentamente

**Ingredientes**
- Quatro a cinco colheres de sopa de farinha
- Duas batatas (cozidas e amassadas)
- Dois ovos (batidos)
- Uma cebola (ralada)
- Sal e pimenta
- Três a quatro colheres de sopa de salsa (picada)
- Duas a três colheres de sopa de suco de limão
- Meio quilo de filé de merluza

**Preparo**

1. Separe todos os ingredientes.
2. Unte sua panela elétrica (slow cooker), preferencialmente uma grande.
3. Bote o peixe em um liquidificador e bata um pouco.
4. Misture o peixe com as batatas, cebolas, ovos, farinha, salsa, suco de limão, sal e pimenta.
5. Molde a mistura em seis bolinhos.
6. Bote farinha em uma tábua e role os bolinhos de peixe na farinha.

7. Só falta uma coisa agora.
8. Coloque os bolinhos na slow cooker individualmente.
9. Bote a tampa e cozinhe no baixo por seis horas.
10. Depois, bote os bolinhos no forno e asse por alguns minutos até dourar antes de servir.

**Deliciosas Omeletes com Sabor Espanhol**

**Ingredientes:**
- 3colheres de sopa de óleo vegetal
- 90 gramas de linguiça
- Pimenta e sal a gosto
- 1cebola
- 6ovos
- 360 gramas de batatas

**Como preparar:**
1. Coloque o óleo na panela e acrescente a cebola,deixe cozinhar por 3 minutos.
2. Agora você deve acrescentar a linguiça e as batatas e deixar cozinhar por 4 minutos.
3. Amasse os ovos e cubra com sal e pimenta

4. Agora despeje a mistura com ovos e deixe cozinhar por 6 minutos.
5. Coloque a mistura com os ovos emuma grelha e deixe cozinhar por mais 1 minuto.
6. Agora corte a omelete nos tamanhos que quiser.
7. Sirva.

Porções: 4

## *Waffles* Clássicos

**Ingredientes:**
- 1/3 xícara de manteiga, derretida
- Uma colher de chá de sal
- 1 colher de chá de extrato de baunilha
- 2 colheres de sopa de açúcar branco
- Dois ovos
- Duas xícaras de farinha de trigo
- 1 xícara e meia de leite aquecido
- Quatro colheres de chá de fermento em pó

**Como preparar:**
1. Em uma vasilha grande, bata o sal, o fermento em pó, a farinha e o açúcar. Depois reserve. Pré-

aqueça a grelha para *waffles* à temperatura desejada.
2. Em outra vasilha, bata os ovos.Acrescente o leite, a baunilha e a manteiga e bata.Agora despeje a mistura com leite na mistura com farinha.Amasse até misturar.
3. Mantenha a massa em uma grelha para *waffles* pré-aquecida.Deixe os waffles assarem até ficarem dourados e crocantes.Agora você pode servir logo.

Porções: 5

**Deliciosas Omeletes com Sabor Espanhol**

**Ingredientes:**
- 3colheres de sopa de óleo vegetal
- 90 gramas de linguiça
- Pimenta e sal a gosto
- 1cebola
- 6ovos
- 360 gramas de batatas

**Como preparar:**
8. Coloque o óleo na panela e acrescente a cebola,deixe cozinhar por 3 minutos.
9. Agora você deve acrescentar a linguiça e as batatas e deixar cozinhar por 4 minutos.
10. Amasse os ovos e cubra com sal e pimenta

11. Agora despeje a mistura com ovos e deixe cozinhar por 6 minutos.
12. Coloque a mistura com os ovos emuma grelha e deixe cozinhar por mais 1 minuto.
13. Agora corte a omelete nos tamanhos que quiser.
14. Sirva.

Porções: 4

# Bolo Maravilhoso de Sementes de Papoulapara Café

**Do que você precisa:**
- 2/3 xícara de açúcar
- 2 colheres de sopa de sementes de papoula
- 1/2 xícara de creme azedo
- 1xícara e meia de farinha integral
- ¼ colher de chá de sal
- Meia xícara de manteiga
- 1colher de chá de fermento em pó
- Um ovo
- Duas colheres de chá de raspas de limão

Cobertura:
- Duas xícaras de mirtilos frescos
- 1/3 xícara de açúcar branco

- 2colheres de chá de farinha integral
- ¼ colher de chá de noz-moscada moída

**Como preparar:**
1. Pré-aqueça o forno a 191º C.
2. Em uma tigela, mexa as sementes de papoula, junto com a farinha, o fermento em pó, e o sal. Reserve.
3. Em outra vasilha, mexa juntos a manteiga e o açúcar até ficar cremoso.Bata o ovo e acrescente as raspas do limão. Paulatinamente junte a mistura de farinha e o creme azedo e misture até ficar macia.

Agora despeje a massa em uma assadeira de 9x9 untada. Bata todas as coberturas que precisa em uma tigela, espalhe sobre a massa e leve ao forno por 42 minutos.

Made in the USA
Coppell, TX
04 May 2021